CON GRIN SUS CONOCIMIENTOS VALEN MAS

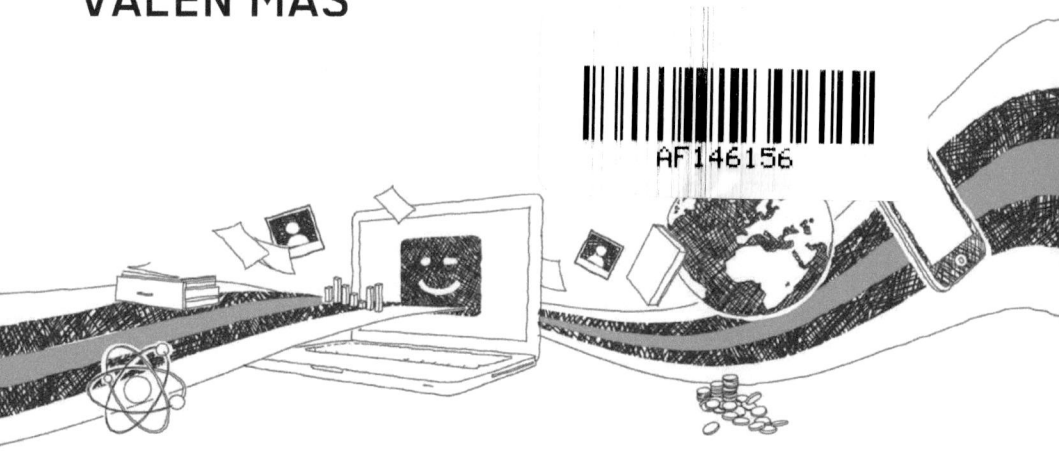

AF146156

- Publicamos su trabajo académico,
  tesis y tesina

- Su propio eBook y libro - en todos
  los comercios importantes del mundo

- Cada venta le sale rentable

Ahora suba en www.GRIN.com
y publique gratis

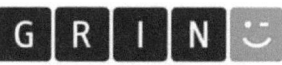

Bibliographic information published by the German National Library:

The German National Library lists this publication in the National Bibliography; detailed bibliographic data are available on the Internet at http://dnb.dnb.de .

This book is copyright material and must not be copied, reproduced, transferred, distributed, leased, licensed or publicly performed or used in any way except as specifically permitted in writing by the publishers, as allowed under the terms and conditions under which it was purchased or as strictly permitted by applicable copyright law. Any unauthorized distribution or use of this text may be a direct infringement of the author s and publisher s rights and those responsible may be liable in law accordingly.

Imprint:

Copyright © 2015 GRIN Verlag
Print and binding: Books on Demand GmbH, Norderstedt Germany
ISBN: 9783668730816

This book at GRIN:

https://www.grin.com/document/427540

Marlon Bravo Bonilla

Sensibilidad y especificidad de las tiras reactivas de orina en la identificación de bacteriuria en pacientes que acuden al centro de salud N° 3 de la ciudad de Loja

GRIN Verlag

GRIN - Your knowledge has value

Since its foundation in 1998, GRIN has specialized in publishing academic texts by students, college teachers and other academics as e-book and printed book. The website www.grin.com is an ideal platform for presenting term papers, final papers, scientific essays, dissertations and specialist books.

Visit us on the internet:

http://www.grin.com/

http://www.facebook.com/grincom

http://www.twitter.com/grin_com

UNIVERSIDAD NACIONAL DE LOJA

ÁREA DE LA SALUD HUMANA

CARRERA DE LABORATORIO CLÍNICO

TÍTULO:

SENSIBILIDAD Y ESPECIFICIDAD DE LAS TIRAS REACTIVAS DE ORINA EN LA IDENTIFICACIÓN DE BACTERIURIA EN PACIENTES QUE ACUDEN AL CENTRO DE SALUD Nº 3 DE LA CIUDAD DE LOJA

Tesis previa a la obtención del título de Licenciado en Laboratorio Clínico.

AUTOR:

Marlon Rolando Bravo Bonilla

Loja - Ecuador

2015

ÍNDICE

DEDICATORIA

El presente trabajo investigativo va dedicado primeramente a Dios que con la bendiciones derramadas sobre este servidor y sobre mi madre Patricia Bonilla, mi padre Rolando Bravo y mis hermanos Sebastián y Fernanda permitió que se llegue a concluir, va dedicado a Alicia mi novia, quien en toda la vida universitaria se convirtió en mi mano derecha, en un pilar fundamental de apoyo incondicional, paciencia y de no ser por su ayuda en los momentos más difíciles, este sueño no podría haberse llegado a concretar.

Marlon Rolando Bravo Bonilla.

AGRADECIMIENTO

- A la Universidad Nacional de Loja, por ser mí segundo hogar, por ser la institución que me permitió formarme y adquirir diversas experiencias tanto personales como profesionales.

- A mi Directora de Tesis Dra. Paola Benítez C. por su dedicación, interés y tiempo invertido en este servidor.

- A todos los docentes que me vieron formarme a lo largo de 4 años, que me supieron guiar y que con sus consejos lo único que esperaban era que llegue a terminar tan bonita carrera.

- A todo el personal que labora en el Centro de Salud N°3 de la ciudad de Loja, en especial al personal de Laboratorio como lo es el Lic. Ángel Pacheco, el Lic. Carlos Juca y la Lcda. Vanessa Jimbo que me ayudaron en todo el tiempo que compartí con ellos.

- Al personal del Laboratorio MediLab en especial al Ing. Carlos Gallardo y la Dra. Sandra Freire por abrirnos las puertas de tan noble institución y apoyarnos en los momentos más importantes.

Marlon Rolando Bravo Bonilla.

1. TÍTULO

SENSIBILIDAD Y ESPECIFICIDAD DE LAS TIRAS REACTIVAS DE ORINA EN LA IDENTIFICACIÓN DE BACTERIURIA EN PACIENTES QUE ACUDEN AL CENTRO DE SALUD N° 3 DE LA CIUDAD DE LOJA.

2. RESUMEN

La infección de vías urinarias (IVU) es un problema de salud a nivel mundial, que se complica por varios factores incluyendo la baja sensibilidad de las pruebas usadas en el diagnóstico de esta patología. La presente investigación tiene como objetivo determinar la Sensibilidad y especificidad de las tiras reactivas de orina en la identificación de bacteriuria en pacientes que acuden al centro de salud N° 3 de la ciudad de Loja, dicho estudio es de carácter prospectivo y de corte transversal. Se estudiaron un total de 487 muestras de orina. Se inició el análisis de las muestras con la prueba rápida para detección de nitritos (tira reactiva de orina), posteriormente fueron transportadas en cadena de frio hacia el laboratorio de Microbiología en donde se realizó el cultivo de las muestras, 24 horas después se verificó si existía o no crecimiento bacteriano, se realizó un Gram a todas las muestras con crecimiento mayor a 100.000UFC/ml y después se cotejaron los resultados con el registro del análisis químico. Se obtuvieron los siguientes resultados: Sensibilidad: 77,77% y Especificidad: 99,55%. Con lo que se llega a la conclusión de que es necesario crear métodos mucho más sensibles en la detección de bacterias causantes de IVU.

Palabras Clave: *IVU, Nitritos, Tiras reactivas de orina, Sensibilidad, Especificidad.*

SUMMARY

Infection urinary tract (IVU) is a health problem globally, which is complicated by several factors including the low sensitivity of the tests used in the diagnosis of this pathology. This research aims to determine the sensitivity and specificity of the test strips for urine in the identification of bacteriuria in patients who come to the health center N ° 3 of the city of Loja, said study is forward-looking and cross cutting. A total of 487 urine samples were studied. Started the analysis of samples with the rapid test for detection of nitrite (urine test strip), they were subsequently transported in cold chain to the microbiology laboratory where the cultivation of samples, carried out 24 hours later it was verified whether it existed or not bacterial growth, was a Gram to all specimens with greater than 100.000UFC/ml growth and is then compared the results with the registration of the chemical analysis. The following results were obtained: sensitivity: 77,77%, and specificity: 99,55%. Which will reach the conclusion that it is necessary to create more sensitive methods in the detection of bacteria that cause IVU.

Keywords: *IVU, nitrites, test strips for urine, sensitivity and specificity.*

3. INTRODUCCIÓN

La infección de vías urinarias (IVU) es un conjunto de signos y síntomas que son provocados por la presencia de bacterias en el tracto urinario, pudiendo encontrarse estas en: la vejiga, uretra, uréteres o riñón. Es una patología que afecta en mayor número al sexo femenino que al masculino. Aunque no se trata de un enfermedad grave, ésta llega a complicarse por varios factores como lo son; el descuido del paciente y la poca importancia que le dá a cambios físicos en su orina, la falta de atención y tratamiento médico, la demora en el diagnóstico y la baja sensibilidad de las pruebas que se usan para ayudar al diagnóstico de esta patología.

A nivel mundial, las IVU son las responsables de aproximadamente el 40% del total de casos registrados de infecciones nosocomiales en embarazadas **(1)**. En Estados Unidos de Norteamérica son las responsables de más de 7.000.000 de consultas médicas al año, de las cuales 2.000.000 son cistitis dando un aproximado de 100.000 ingresos hospitalarios al año por causa de IVU en esta población **(2)**.

Las IVUs en los países de América de Sur, son infecciones que no están desapercibidas y que se reporta gran incidencia de las mismas, así tenemos que El Programa de Trasplantes Renales del Instituto Autónomo Hospital Universitario de los Andes, Mérida Venezuela señala que las IVUs tienen una alta incidencia (35%) **(3)**. Asimismo el vecino país de Perú, mediante su Dirección Regional de Salud, en el 2010 reporto un total de 81.113 IVUs diagnosticadas con una incidencia de 4,6% en el Departamento de Piura **(4)**.

Es muy difícil conocer las tasas de incidencia y prevalencia de IVU a nivel nacional, pues no se cuenta con un dato estadístico que muestre estos parámetros **(5).**

A nivel local se conoce que las IVU están dentro de las diez primeras causas de morbi-mortalidad, en un estudio realizado en el Hospital Regional Isidro Ayora de la Ciudad de Loja se demostró que las primeras causas de consulta en el área de Gineco-Obstetricia se encuentran las IVU **(6).**

El avance tecnológico ha permitido que el diagnóstico de este padecimiento sea mucho más eficiente, puesto que en la actualidad se usa menos reactivos, menos tiempo, y los resultados son validados y confirmados con una serie de controles y patrones que garantizan su confiabilidad. Sin embargo, aún existen campos analíticos en los cuales queda mucho por mejorar y uno de ellos son las pruebas rápidas usadas en el laboratorio y dentro de estas están las tiras reactivas de orina específicamente en la detección de nitritos, misma que presenta una baja sensibilidad pero alta especificidad, dando como resultados gran cantidad de resultados falsos negativos y complicando así el diagnóstico y tratamiento del paciente.

Ante esta situación se llevó a cabo una investigación denominada SENSIBILIDAD Y ESPECIFICIDAD DE LAS TIRAS REACTIVAS DE ORINA EN LA IDENTIFICACIÓN DE BACTERIURIA EN PACIENTES QUE ACUDEN AL CENTRO DE SALUD N° 3 DE LA CIUDAD DE LOJA con el objetivo de conocer los parámetros de Sensibilidad, Especificidad de las tiras reactivas de orina y dentro de estos, subpárametros como Valor Predictivo Positivo (VPP) y Valor Predictivo Negativo (VPN).

Para cumplir con los objetivos propuestos, se estudiaron 487 muestras de orina, a las mismas que se las procesó aplicando la metodología propuesta en esta investigación, esto es, analizar química (tira reactiva de orina) y microbiológicamente todas la muestras, posteriormente considerar las placas cuyo crecimiento fue mayor a 100.00 UFC/ml para realizar la tinción de Gram y cotejar los resultados de este procedimiento con los resultados del análisis químico de orina. Finalmente mediante fórmulas se determinó la Sensibilidad (77,77%), Especificidad (99,55%), VPP (93,33%) y VPN (98,25%) de las tiras reactivas de orina.

4. REVISIÓN LITERARIA

4.1 INFECCIÓN DE VÍAS URINARIAS

4.1.1 DEFINICIÓN

La Infección de Vías Urinarias (IVU) es una patología producida por la invasión, colonización y multiplicación de bacterias en el tracto urinario la cual sobrepasa la capacidad de los mecanismos de defensa del huésped, y es expresión de alteraciones morfológicas o funcionales, por lo general no son de carácter grave siempre y cuando sea diagnosticada y controlada a tiempo **(7)**.

4.1.2 ETIOLOGÍA

Las IVU generalmente son producidas por bacterias Gram (-) de origen intestinal, por lo general la IVU es causada por un único microrganismo de este tipo, como lo es *Eschericha coli,* con igual incidencia en ambos sexos (75-95% de los casos), se ha demostrado que en mujeres embarazadas el agente etiológico es el mismo que en mujeres no embarazadas. Del 25% al 5% de IVU son causadas por microorganismos Gram (+) como enterococos, *Staphylococcus saprophyticus* y *Streptococcus agalactiae* **(8) (9)**.

4.2 TIPOS DE INFECCIÓN DE VÍAS URINARIAS

La IVU puede ser de varios tipos según el lugar anatómico del sistema uranio donde se encuentren los microorganismos y causen la infección, así tenemos:

4.2.1 CISTITIS

La cistitis en una inflamación de la vejiga, causada generalmente por bacterias, se caracteriza por síntomas como disuria, urgencia y frecuencia urinaria. Una cistitis no controlada, puede dar lugar a una afectación de las vías urinarias superiores **(10)**.

4.2.2 URETRITIS

La uretritis en una infección de la uretra, generalmente a causa de una infección bacteriana, los agentes etiológicos que con mayor frecuencia están produciendo esta patología son: *Mycoplasma hominis, Mycoplasma genitalium, Ureaplasma urealyticum,* entre otros **(11)**.

4.2.3 PIELONEFRITIS

Es la infección bacteriana del riñón, en el cual existe destrucción del mismo y gran daño también de los conductos (uréteres) que conectan y trasportan la orina desde éste hacia la vejiga **(12) (13)**.

4.3 MÉTODOS DE DIAGNÓSTICO DE LABORATORIO

Los métodos de diagnóstico de una infección de vías urinarias van desde una examen microscópico de orina hasta el "Gold estándar" para esta patología que es el Urocultivo, no se debe dejar de lado los datos clínicos del paciente al momento de realizar el diagnostico laboratorial de esta patología.

4.3.1 EXAMEN GENERAL DE ORINA

El análisis o examen de orina es una prueba laboratorial que se realiza a todos los usuarios urológicos, en la mayoría de los casos el análisis de orina consta de la parte física, química y microscópica, que aunque son análisis sencillos aportan con gran información para identificar el estado del paciente, se recomienda que un análisis de orina debe incluir el Urocultivo **(14).**

4.3.1.1. EXAMEN FÍSICO

El examen físico de orina es un análisis bastante simple, muy subjetivo (depende del analista que procese la muestra) pero proporciona valiosa información al médico, en el examen físico de orina se observan y reportan parámetros como el color de la orina, el aspecto (transparente, ligeramente turbia o turbia), volumen de muestra recibida y en caso de existir también se observa y se reporta contaminación u alguna otra observación que pudiera influir en el diagnóstico por parte del médico **(15).**

4.3.1.2 EXAMEN QUÍMICO

El examen químico de orina es un conjunto de exámenes que miden y detectan los componentes químicos de la orina, por lo general este examen se lo realiza con el uso de tiras reactivas de orina, existen mucho modelos y marcas y cada uno detecta parámetros químicos específicos pero por lo general en el laboratorio se trabaja con tiras reactivas que poseen 10 parámetros, con los que se detecta: densidad, pH, leucocitos, Nitritos, Glucosa, Proteínas, Cuerpos cetónicos, Bilirrubina, Urobilinógeno, Sangre y Hemoglobina, en parámetros tanto cualitativos (Nitritos) como en parámetros semi-cuantitativos (+,++,+++) **(15).**

4.3.1.3 EXAMEN MICROSCÓPICO

El examen microscópico de orina es un análisis de rutina en cualquier laboratorio, es un examen fácil de realizar, seguro, confiable y sobre todo barato, es de gran ayuda diagnóstica y pronóstica en el estudio urológico. Dentro del examen microscópico de orina se observan y reportan parámetros como: bacterias (con predominio cocoideo o bacilar), leucocitos, hematíes, cristales (oxalato de calcio, trifosfato, ácido úrico, acido hipúrico, bilirrubina, tirosina), cilindros (hialinos, granulosos, eritrocitarios, cerios), células (epiteliales, tubulares renales) y contaminantes como moco, esperma, talco, fibras de papel **(16).**

4.3.2 UROCULTIVO

El urinocultivo o también llamado Urocultivo es un análisis de laboratorio que tiene como finalidad detectar la presencia de bacterias en la orina, además el Urocultivo permite detectar el género y especie de las bacterias cuando estas crecen en medios selectivos **(17).** El Urocultivo es la prueba de oro para el diagnóstico de una IVU. Los medios de cultivo selectivos permiten dar características importantes al momento de realizar la distinción entre especies bacterianas, permiten que en ellos solamente crezca un género de bacterias o en otros casos, solamente crezca una especia bacteriana. Dentro del Urocultivo se encuentra las Unidades Formadoras de Colonias (UFC) que es la unidad en la que se reporta el Urocultivo. Las UFC/ml de muestra tiene tres parámetros según Kass, si las UFC/ml son iguales o menores a 1000 se considera un cultivo negativo o ausencia de IVU, si se cuenta hasta 10.000 UFC/ml se considera que la muestra se encuentra contaminada y se recomienda repetir el Urocultivo, y finalmente si el recuento de las UFC/ml se encuentra entre 10.000 y 100.000 se considera que existe una infección bacteriana y por lo tanto una IVU **(18).**

4.3.2.1 MEDIOS DE CULTIVO

4.3.2.1.1 AGAR SANGRE

El agar sangre es un medio de aislamiento especialmente diseñado para facilitar el crecimiento de microorganismos exigentes, bacterias Grampositvas y todas las especies encontradas en muestras de origen clínico. Se prepara añadiendo un 5% de sangre desfibrinada (oveja, caballo, conejo, etc.) a un agar base rico en nutrientes (19).

4.4 TIRAS REACTIVAS DE ORINA

Las tiras reactivas de orina constituyen un método rápido y económico para detectar sustancias anormales dentro de la orina y conocer la composición química de la misma. Son tiras cortas de plástico provistas de pequeñas almohadillas indicadoras, que están impregnadas con diferentes reactivos químicos que reaccionan con sustancias anormales en la orina para producir un cambio colorimétrico (14). Las reacciones se interpretan mediante la comparación del color producido sobre la almohadilla con una escala cromática provista por el fabricante. Sobre la escala aparecen los diversos colores o las intensidades de color para cada sustancia a evaluar. Mediante la comparación meticulosa de los colores en la escala cromática y en la tira se puede informar un valor semi-cuantitativo expresado como trazas, 1+, 2+, 3+ o 4+ (20).

4.4.1 ALMOHADILLA PARA DETECCIÓN DE NITRITOS

Los agentes patógenos más frecuentemente causantes de IVU, transforman el nitrato absorbido con la alimentación en nitrito. Muchos microorganismos poseen la capacidad de asimilar nitrato (NO3-) y nitrito (NO2-) mediante la conversión de estos iones en NH3. Por lo general las bacterias causantes de IVU son desdobladoras de nitratos, por esta característica se encuentran dentro de la clasificación de bacterias reductoras de nitratos, dentro de éstas se encuentran principalmente las enterobacterias como *Escherichia coli, Enterobacter, Klebsiella, Citrobacter, Proteus* (**21**), se detecta por una coloración del rosa al rojo de la zona reactiva. De este modo se realiza una detección indirecta de gérmenes formadores de nitrito en la orina. Incluso una leve coloración rosa indica una bacteriuria significativa. Para conseguir una alta precisión, la orina debe permanecer en la vejiga durante un tiempo prolongado (4-8 horas preferentemente durante la noche). El tratamiento con antibióticos o con productos quimioterapéuticos debe ser deprimido como mínimo tres días antes del test. El ensayo se basa en el principio de la prueba de Griess y es específico para el nitrito, en la que este componente en pH acido reacciona con una amina aromática (ácido para-arsanílico ó sulfanilamida) para formar un compuesto diazonio que a continuación reacciona con compuestos tetrahidroben- zoquinolina para producir un colorante azoico de color rosa. Para evitar las reacciones falsas positivas en muestras contaminadas externamente, la sensibilidad de la prueba se estandarizó para corresponderse con un criterio cuantitativo del cultivo bacteriano de 100.000 microorganismos por mililitro. Si bien pueden producirse varios tonos de color rosa, la prueba no mide el grado de bacteriuria y se considera que cualquier tono de rosa representa una cantidad de bacterias clínicamente representativa. Los resultados se reportan como positivos o negativos (**20**).

4.5 SENSIBILIDAD Y ESPECIFICIDAD DE LAS PRUEBAS DE LABORATORIO

En el laboratorio clínico se usa una amplia y variada diversidad de pruebas que tienen como objetivo colaborar al médico en su diagnóstico de alguna patología, dichas pruebas, test y kits, son de diferentes marcas comerciales, poseen diferentes metodologías, diferentes escalas de medición, precisan de diferentes equipos de lectura y diferente conservación, cada prueba dentro el laboratorio clínico es distinta y tiene un propósito diferente, pero existe una característica en común, la validez.

La validez se define como la capacidad que tiene un instrumento, para medir lo que se desea medir, pero la validez de una prueba solo puede determinarse si dicha prueba posee un procedimiento de referencia conocido como Gold Estándar, a su vez, al hablar de validez surgen los términos Sensibilidad y Especificidad los cuales se encuentran estrechamente relacionados con la validez.

La Sensibilidad de una prueba es la proporción de los individuos clasificados como positivos por el Gold Estándar y que se identifican correctamente por la prueba en estudio

$$\text{Sensibilidad} = \frac{\text{verdaderos positivos}}{\text{total de casos positivos}} = \frac{a}{a+c} = \frac{VP}{VP+FN} \times 100\%$$

La Especificidad de una prueba en estudio se refiere a la proporción de los individuos clasificados como negativos por el Gold Estándar que se identifican correctamente por la prueba en estudio **(22).**

$$\text{Especificidad} = \frac{\text{verdaderos negativos}}{\text{total de casos negativos}} = \frac{b}{b+d} = \frac{VN}{VN+FP} \times 100\%$$

5. MATERIALES Y MÉTODOS

✓ **TIPO DE ESTUDIO**

El presente trabajo investigativo es de tipo descriptivo, prospectivo y de corte transversal.

✓ **ÁREA DE ESTUDIO**

El presente proyecto se lo realizó en las instalaciones del Laboratorio del Centro de Salud N°3 y en el Área de Microbiología del Laboratorio MediLab de la ciudad de Loja.

✓ **UNIVERSO**

Muestras de orina de pacientes que acudan al Laboratorio del Centro de Salud N°3 de ciudad de Loja

✓ **MUESTRA**

Se procesó un total de 487 muestras de orina.

✓ **CRITERIOS DE INCLUSIÓN**

- Muestras que estén tomadas correctamente.
- Muestra suficiente para la realización de los análisis.

✓ CRITERIOS DE EXCLUSIÓN

- Muestras en las que se identifique bacterias no desdobladoras de nitratos (bacterias con morfología cocoidea o bacilos Gram Positivos).

TÉCNICAS Y PROCEDIMIENTOS

Para el desarrollo y cumplimiento de los objetivos planteados se emplearon las siguientes técnicas y métodos.

✓ ACTIVIDADES DE LA FASE PRE-ANALÍTICA

- Entrega de hojas informativas a todos los usuarios que asistan al laboratorio a realizarse análisis de orina

- Preparación de Agar sangre siguiendo el protocolo proporcionado por el fabricante.

- Recepción de las muestras de orina en el Laboratorio del Centro de Salud N°3 de la Ciudad de Loja.

✓ ACTIVIDADES DE LA FASE ANALÍTICA

Durante la fase analítica se realizará el siguiente protocolo de trabajo:

- Verificación macroscópica de ausencia de contaminación en las muestras receptadas y verificación de que la muestra fue tomada en un recipiente estéril.

- A continuación se trasvasó una alícuota de muestra a un tubo estéril y se realizó el análisis químico de orina

- Se anotaron los resultados del examen químico de orina en el registro correspondiente

- Seguidamente se aplicó el protocolo de conservación y transporte de muestras hasta su procesamiento microbiológico

- Todas las muestras transportadas fueron sembradas con asa calibrada (0,001). Trascurrido el tiempo de incubación (24 horas) se realizó el contaje de Unidades Formadoras de Colonias (UFC), en caso de que haya crecimiento, para el siguiente paso, solo se tomó en cuenta las muestras con un número de UFC/ml fue mayor a 100.000 según la escala de Kass

- A las muestras seleccionadas se les realizó la tinción de Gram y se verificó la morfología y coloración de las bacterias observadas

- Finalmente se comparó los resultados de la tinción con los resultados del cultivo y del análisis químico, y se determinó los parámetros de Verdaderos Positivos (VP), Verdaderos Negativos (VN), Falsos Positivos (FP) y Falsos Negativos (FN)

✓ ACTIVIDADES DE LA FASE POST-ANALÍTICA

- Cálculo de Sensibilidad y Especificidad con sus respectivos parámetros estadísticos secundarios como el Valor Predictivo Positivo (VPP) y el Valor Predictivo Negativo (VPN)

- Registro de entrada y salida del Laboratorio de Microbiología de MediLab

- Oficio dirigido al Dr. Gustavo Villacis, Director del Centro de Salud N°3 solicitando el permiso correspondiente para el uso de sus instalaciones

- Oficio dirigido al Ing. Carlos Gallardo, Gerente de CEVASCOP CIA. LTDA, solicitándole el permiso correspondiente para poder hacer uso del Área de Microbiología del Laboratorio MediLab

- Certificado de haber realizado el trabajo de campo en el Centro de Salud N°3 de la ciudad de Loja

- Certificado de haber realizado el trabajo práctico en el Área de Microbiología del Laboratorio MediLab

- Secuencia fotográfica del trabajo investigativo

✓ **PLAN DE TABULACIÓN**

Para el cálculo y presentación de resultados se usó el programa informático Microsoft Excel 2013.

✓ **ANÁLISIS DE RESULTADOS**

Para el cálculo y presentación de resultados se usó el programa informático Microsoft Excel 2013.

6. RESULTADOS

TABLA N° 1

PRESENCIA DE BACTERIAS DESDOBLADORAS DE NITRATOS EN ORINA IDENTIFICADAS POR MEDIO DE TIRAS REACTIVAS DE ORINA.

PARÁMETRO	FRECUENCIA	PORCENTAJE
NITRITOS POSITIVO	28	5,75
NITRITOS NEGATIVO	459	94,25
TOTAL	487	100

FUENTE: Registro de Datos de la Investigación.
ELABORADO POR: Marlon Rolando Bravo Bonilla.

GRÁFICO N° 1

PRESENCIA DE BACTERIAS DESDOBLADORAS DE NITRATOS EN ORINA IDENTIFICADAS POR MEDIO DE TIRAS REACTIVAS DE ORINA.

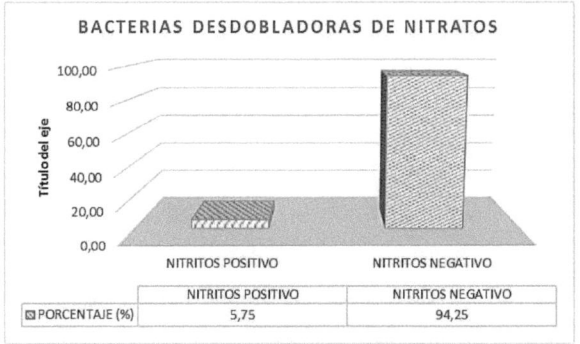

FUENTE: Registro de Datos de la Investigación.
ELABORADO POR: Marlon Rolando Bravo Bonilla.

INTERPRETACIÓN:

De 487 muestras de orina analizadas, se logró determinar mediante el uso de tiras reactivas que 28 muestras (5,75%) presentaron nitritos positivos, mientras que en las 459 muestras restantes (94,25%) no se detectaron nitritos.

TABLA N° 2

UROCULTIVO DE MUESTRAS DE ORINA QUE CUMPLEN CON LOS CRITERIOS DE INCLUSIÓN PROPUESTOS EN LA METODOLOGÍA.

PARÁMETRO	FRECUENCIA	PORCENTAJE
UROCULTIVO POSITIVO	71	14,58
UROCULTIVO NEGATIVO	416	85,42
TOTAL	487	100

FUENTE: Registro de Datos de la Investigación.
ELABORADO POR: Marlon Rolando Bravo Bonilla.

GRÁFICO N° 2

UROCULTIVO DE MUESTRAS DE ORINA QUE CUMPLEN CON LOS CRITERIOS DE INCLUSIÓN PROPUESTOS EN LA METODOLOGÍA.

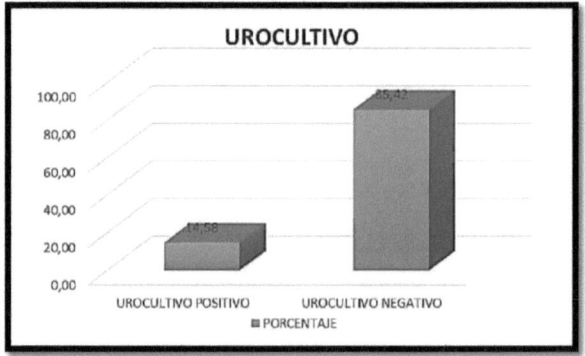

FUENTE: Registro de Datos de la Investigación.
ELABORADO POR: Marlon Rolando Bravo Bonilla.

INTERPRETACIÓN:

Una vez que se realizó el cultivo de las muestras se observó que 71 muestras (14,58%) tuvieron un crecimiento positivo, es decir un crecimiento en el cual se contó más de 100.000UFC/ml, mientras que 416 muestras (85,42%) tuvieron un cultivo negativo o crecimiento que se encontraba dentro del primer y segundo parámetro de crecimiento según la escala de Kass.

21

SENSIBILIDAD DE LAS TIRAS REACTIVAS DE ORINA USANDO COMO PRUEBA
CONFIRMATORIA EL UROCULTIVO.

$$Sensibilidad = \frac{VP}{VP + FN}$$

$$Sensibilidad = \frac{28 \times 100}{28 + 8}$$

Sensibilidad= 77,77%

VALOR PREDICTIVO POSITIVO

VPP= VP / (VP + FP)

$$VPP = \frac{28 \times 100}{28 + 2}$$

VPP= 93, 33%

INTERPRETACIÓN:

Una vez aplicada la fórmula para el cálculo de la sensibilidad se obtuvo un valor de 77,77% , lo que nos indica que de cada 100 muestras con nitritos positivo, la tira reactiva con la metodología usada solo detectará 78 positivas para nitritos mientas que las restantes 22 serán falsos negativos. El VPP a diferencia de la Sensibilidad es un valor bastante alto, lo que indica que cuando la tirilla marca nitritos positivo en una muestra el 93,33% de las veces será un valor verdadero.

TABLA N° 4

ESPECIFICIDAD DE LAS TIRAS REACTIVAS DE ORINA USANDO COMO PRUEBA CONFIRMATORIA EL UROCULTIVO.

$$Especificidad = \frac{VN}{VN + FP}$$

$$Especificidad = \frac{451 \times 100}{451 + 2}$$

Especificidad= 99,55%

VALOR PREDICTIVO NEGATIVO

$$VPN = VN / (VN + FN)$$

$$VPN = \frac{451 \times 100}{451 + 8}$$

VPN= 98, 25%

INTERPRETACIÓN:

Aplicada la fórmula para el cálculo de la especificidad se obtuvo un valor de 99,55%, un valor bastante alto. Esto nos indica que cada 100 muestras que no contienen nitritos, la tira reactiva con la metodología usada detectará 99 negativas y solo 1 positiva (falsa positiva). El VPN nos dice que cuando una tirilla no marca nitritos el 98,25% de las veces es un valor real, es decir la muestra no va a contener nitritos.

7. DISCUSIÓN

La infección de vías urinarias (IVU) es un conjunto de signos y síntomas que son provocados por la presencia de bacterias en el tracto urinario, pudiendo encontrarse estas en: la vejiga, uretra, uréteres o riñón. Es una patología que afecta en mayor número al sexo femenino que al masculino. Aunque no se trata de una enfermedad grave, esta llega a complicarse por varios factores como lo son, el descuido del paciente y la poca importancia que le da a cambios físicos en su orina, la falta de atención y tratamiento médico.

Las IVUs se encuentran distribuidas mundialmente, son una de las patologías más estudiadas y a lo largo del tiempo se han convertido en un problema de salud pública por su elevada incidencia y prevalencia **(23)**.

El Laboratorio Clínico juega un rol muy importante al contribuir al diagnóstico temprano de esta patología, para llevar a cabo este objetivo éste departamento usa diversos test y pruebas rápidas que indicarán una posible IVU. El principal parámetro que encontramos en una prueba rápida y que el médico le da una gran importancia es la detección de nitritos en la tira reactiva de orina. Este es un parámetro muy útil y muchas de las veces decisivo, pero a la vez es un parámetro que dentro de la misma tira reactiva de orina posee una baja sensibilidad, y si consideramos que es una prueba que se la realiza a diario en el laboratorio, esta se convierte en un problema al momento de ayudar al médico con su diagnóstico **(24)**.

Es por ello, que el presente estudio determinó la Sensibilidad, Especificidad, de las tiras reactivas de orina en la detección de nitritos. Se analizó química (detección de nitritos mediante la tira reactiva de orina) y microbiológicamente un total de 487 muestras de orina; finalmente se obtuvo que la Sensibilidad fue de un 77.77%, una Especificidad de 99.55%.

Estos resultados se contrastan con los resultados obtenidos por **Guzmán, A & Valdivieso,** en su investigación titulada INFECCIÓN URINARIA: DIAGNÓSTICO Y TRATAMIENTO, llevada a cabo en Chile, obtuvieron un valor muy bajo de sensibilidad y una especificad de 92%, además explican las posibles causas de los elevados casos de falsos negativos, que son los casos que afectan directamente a la determinación de la sensibilidad y dentro de los cuales se encuentra la baja ingesta de nitratos y la presencia de bacterias no desdobladoras de los mismos **(24)**.

Asimismo, la autora **Vila, S,** en su estudio realizado en España, denominado TIRA REACTIVA IMPREGNADA EN PAÑAL COMO MÉTODO DIAGNÓSTICO DE INFECCIÓN URINARIA EN ANCIANOS INCONTINENTES realizó una revisión bibliográfica en la que se concluyó que la sensibilidad de las tiras reactivas de orina en la identificación de nitritos es de un 50%, mientras que, la especificidad varía entre un 90% y un 98%, y menciona además que, aunque en su revisión bibliográfica existe variación entre una investigación y otra, la diferencia y distancia porcentual entre la sensibilidad y especificidad es muy notable **(25)**.

A su vez el investigador **García, M. (26)** en su libro PROGRAMA PREVENTIVO PARA MAYORES y el **Diario Electrónico de la Sanidad (27)** ambas fuentes Españolas, indican que la sensibilidad de las tiras reactivas de orina varía entre un 35% y un 85% mientras que la especificidad se encuentra entre un 92% a 100%, asimismo menciona que en un estudio llevado a cabo en su país se determinó una sensibilidad de las tiras reactivas de orina de 82.3% , el cual para este parámetro es bastante elevado, pero recalca que esta variación se puede atribuir al método y a la población a la que se esté aplicando el estudio puesto que la tira reactiva de orina es mucho menos específica en población anciana.

Por su parte **Ojeda, J,** en su artículo titulado INFECCIÓN DEL TRACTO URINARIO (I.T.U.), publicado en Uruguay, menciona que la sensibilidad de las tiras reactivas de orina es de un 50%, mientras que, la especificidad de un 90%, y explica que la baja sensibilidad se debería a la baja densidad de gérmenes presentes en la orina y a la existencia de bacterias que no poseen la enzima nitrato reductasa **(28)**.

Iannicelli, C, en su recopilación bibliográfica denominada LABORATORIO (2): ANÁLISIS DE ORINA EN NIÑOS publicada en Argentina, encontró que el rango de sensibilidad para las tiras reactivas de orina va desde el 15% al 82% con una media 53%, mientras que, la especificidad va desde un 90% a un 100% con una media del 98% **(29)**.

Otro investigador**, Aguilar, G,** en su investigación titulada EL URIANÁLISIS COMO TAMIZAJE PREVIO A UROCULTIVO, realizada en México, con una muestra de 100 pacientes determinó que las tiras reactivas de orina poseen una sensibilidad de 72.2% y una especificidad de 94.2%, valores que concuerdan casi exactamente con los obtenidos en el presente estudio **(30)**.

Finalmente**, Emparanza, J.** *et al* desarrollaron en España una investigación denominada UTILIDAD DE LA TIRA REACTIVA DE ORINA EN UNA CONSULTA DE NEFROLOGÍA PEDIÁTRICA: DESPISTAJE DE LA BACTERIURIA en la que determinaron que la sensibilidad de las tiras reactivas de orina es de 66.7%, mientras que, la especificidad fue de un 99.6% la muestra que los investigadores usaron fue de 600 pacientes lo que permitiría que los resultados obtenidos sean muy confiables **(31)**.

Como se puede observar, los resultados obtenidos en la presente investigación son muy parecidos a los resultados obtenidos en investigaciones similares a lo largo del tiempo, se nota claramente la diferencia porcentual entre un parámetro y otro, es evidente además que pese a las condiciones en las que se desarrolló cada trabajo investigativo como puede ser la diferencia en el tamaño de la muestra, el método usado y la población estudiada, la sensibilidad de la tira reactiva es muy baja, a diferencia de la especificidad que presenta un valor que siempre se encuentra por encima del 90% y muchas de las veces muy cercano al 100%.

8. CONCLUSIONES

- La presencia de bacterias desdobladoras de nitratos en muestras de orina es muy baja, puesto que, de 487 muestras analizadas solo se encontró dichas bacterias en 28 muestras que representan el 5,75%.

- La importancia del urocultivo en la confirmación de una IVU radica en que con esta prueba podemos establecer las UFC/ml presentes en el medio de cultivo y determinar si verdaderamente se trata de una infección, contaminación, o si es necesario recoger una nueva muestra; es importante además porque indica al médico el tratamiento específico a tomar y permite tener certeza de los procedimientos que posteriormente se realicen.

- En cuanto al análisis de las tiras reactivas en la determinación de nitritos, se concluye que su grado de sensibilidad es relativamente bajo pues el valor obtenido es tan solo del 77,77%

- En cuanto a la especificidad de la tira reactiva de orina solo cabe mencionar que es un valor bastante alto, pues se obtuvo un valor de 99,55% lo que indica que un verdadero negativo siempre será detectado como tal.

9. RECOMENDACIONES

- Se recomienda que para una posterior investigación, se procure realizar la identificación bacteriana, sobre todo al momento de obtener un crecimiento bacteriano representativo (>100.000 UFC/ml) y al observar al microscopio bacterias de morfología bacilar Gram (-), de este modo se podrá obtener datos tanto de sensibilidad como de especificidad mucho más exactos.

- Es recomendable además que para la conservación de las muestras se utilice tubos al vacío con conservador microbiológico (ácido bórico, formato de sodio o borato de sodio), esto, para mantener la muestra por mucho más tiempo en caso de que se tenga que realizar una confirmación o una prueba adicional.

- Realizar en estudios posteriores una correlación de los resultados que se obtengan, con los demás parámetros de la tira reactiva de orina, para conocer si se podría establecer alguna relación, patrón o comportamiento entre estos valores.

10. BIBLIOGRAFIA

1. Cervantes B, Vera L. Infecciones bacterianas en el tracto genito-urinario en mujeres embarazadas del Hospital Verdi Cevallos Balda de la Ciudad de Portoviejo en el periodo Abril – Septiembre del 2011. [Internet]. Repositorio UTM. 2011 [citado 16 Diciembre 2014]. Disponible en: http://goo.gl/Sz9oT2

2. Grabe M. Guía clínica sobre las infecciones urológicas [Internet]. Uroweb.org. 2010 [citado 21 Diciembre 2014]. Disponible en: http://goo.gl/2TuLRj

3. Rondón M, Rondón A, Orence O. Infección del tracto urinario. Venezuela: Publicaciones   Vicerrectorado Académico; 2011.

4. Villarreal S. Infección de vías urinarias: Etiología, sensibilidad y resistencia antimicrobiana - Monografias.com [Internet]. Monografias.com. 2011 [citado 16 Diciembre 2014]. Disponible en: http://goo.gl/W4qQiY

5. Carrera Grace. Utilidad de la tinción de Gram en el diagnóstico y tratamiento oportuno de la infección de vías urinarias en menores de cinco años: estudio realizado en el Hospital del niño Dr. Francisco Ycaza Bustamante de Marzo - Agosto 2014 [Internet]. Repositorio UCSG. 2014 [citado 17 Enero 2015]. Disponible en: http://goo.gl/GAwtp9

6. Merchán M. Frecuencia de infección de vías urinarias en el primer trimestre del embarazo en las mujeres que asisten a consulta externa al Centro de Salud N°1 de la ciudad de Loja durante Marzo 2010 - Abril 2011 [Internet]. Dspace.unl.edu.ec. 2011 [citado 21 Diciembre 2014]. Disponible en: http://goo.gl/gZVaeU

7. Moriyón Juan Carlos, Petit de Molero Nelly, Coronel Valerio, Ariza Marcos, Arias Armando, Orta Nelson. Infección urinaria en pediatría: Definición, epidemiología, patogenia, diagnóstico. Arch Venez Puer Ped [revista en la Internet]. 2011 Mar [citado 2015 Septiembre 30]; 74(1): 23-28. Disponible en: http://goo.gl/rh82LO

8. Calderón-Jaimes Ernesto, Casanova-Román Gerardo, Galindo-Fraga Arturo, Gutiérrez-Escoto Pablo, Landa-Juárez Sergio, Moreno-Espinosa Sarbelio et al. Diagnóstico y tratamiento de las infecciones en vías urinarias: un enfoque multidisciplinario para casos no complicados. Bol. Med. Hosp. Infant. Mex. [Revista en la Internet]. 2013 Feb [citado 2015 Enero 02]; 70(1): 03-10. Disponible en: http://ref.scielo.org/5pb2qt

9. Echeverría J, Sarmiento E, Osores F. Infección del tracto urinario y manejo antibiótico. Acta Médica Peruana [Internet]. 2006 [citado 2 Enero 2015]; Vol. 23(N°1):26-31. Disponible en: http://goo.gl/QL9Oik

10. Niswander K. Obstetricia. Barcelona: Reverté; 1987.

11. Universidad de Cádiz. II Jornadas de Excelencia en la Gestión Universitaria. [Cádiz: Universidad de Cádiz; 2008.

12. Rosenberg H. Pielonefritis [Internet]. Escuela.Med. 2013 [citado 1 Enero2015]. Disponible en: http://goo.gl/3h6Lln

13. Ingraham J, Ingraham C. Introducción a la microbiología. Barcelona [etc.]: Reverté; 1999.

14. Wein A. Campbell-Walsh Urología. Buenos Aires [etc.]: Editorial Médica Panamericana; 2008.

15. Graff L. Análisis de orina. Buenos Aires: Editorial Médica Panamericana; 1987.

16. Gómez R, Pellegrini P. Recomendaciones para el Análisis del Sedimento Urinario [Internet]. Ispch.cl. 2013 [citado 2 Enero 2015]. Disponible en: http://goo.gl/5pslV9

17. Saludemia.com. Prueba - Urinocultivo - Que és?, Para que se realiza y Cómo se realiza [Internet]. 2013 [citado 1 Enero 2015]. Disponible en: http://goo.gl/MyNNa4

18. García Martos P, Fernández del Barrio M, Paredes Salido F. Microbiología clínica aplicada. Madrid: Díaz de Santos; 1997.

19. Casado M, Torrico G, Medina M. Medios de Cultivo en un Laboratorio de Microbiologia. [Internet]. Libroslaboratorio. 2012 [Citado 20 de Septiembre 2015]. Disponible en: https://goo.gl/r6xgZm

20. Strasinger S, Schaub Di Lorenzo M. Análisis de orina y de los líquidos corporales. Buenos Aires: Médica Panamericana; 2010.

21. Jawetz E, Melnick J, Adelberg E, Brooks G. Microbiología Médica [de] Jawetz, Melnick y Adelberg. México, D.F.: McGraw-Hill Interamericana; 2014.

22. Cuevas C, Alejo A. Validez y fiabilidad de las medidas de exposición y medición [Internet]. Psicol UNAM. 2010 [citado 16 Diciembre 2014]. Disponible en: http://goo.gl/gEjmSp

23. Molina J, Manjarrez Á. Infección de Vías Urinarias - *Escherichia coli* [Internet]. Universidad nacional Autónoma de México (UNAM). 2015 [Citado el 24 de Noviembre del 2015]. Disponible en: http://goo.gl/SjOMJ8

24. Guzmán A. Valdivieso, A. Infección Urinaria: Diagnóstico y Tratamiento [Internet]. Escuela.med. 1997 [citado 2 Enero 2015]. Disponible en: http://goo.gl/D8sdaP

25. Vila S. Tira reactiva impregnada en pañal como método diagnóstico de infección urinaria en ancianos incontinentes [Internet]. Ruc.udc.es/. 2013 [citado 1 Enero 2015]. Disponible en: http://goo.gl/NgtJSv

26. García M. Programa preventivo para mayores: La salud no tiene edad. Madrid- España: Ediciones Díaz de Santos; 2003.

27. El Médico Interactivo, Diario Electrónico de la Sanidad. Infecciones urinarias [Internet]. 2015 [citado 2 Enero 2015]. Disponible en: http://goo.gl/2S2weu

28. Ojeda J. Infección del Tracto urinario [Internet]. Sitiomedico.org. 2003 [citado 2 Enero 2015]. Disponible en: http://goo.gl/1tKzTv

29. Iannicelli J. Pediatría Práctica [Internet]. Pediatriapractica.com.ar. 2014 [citado 2 Enero 2015]. Disponible en: http://goo.gl/Is5TSb

30. Aguilar Guillermo, Díaz Yolanda. El urianálisis como tamizaje previo a urocultivo. [Internet]. Medigraphic. 2005 [citado 16 Julio 2015]. Disponible en:: http://goo.gl/JjbZGA

31. Emparanza J. Utilidad de la tira reactiva de orina en una consulta de nefrología pediátrica: despistaje de la bacteriuria. Nefrología [Internet]. 1997 [citado 16 Agosto 2015];(Vol. 17 N° 3):250-256. Disponible en:: http://goo.gl/UQdYWM

32. Vorvick L. Muestra de orina limpia: MedlinePlus enciclopedia médica [Internet]. Nlm.nih.gov. 2015 [citado el 24 de Noviembre del 2015]. Disponible en: https://goo.gl/5054EN

33. Areses R. Guía Salud. Guía de Práctica Clínica sobre la Infección del Tracto Urinario. Versión Resumida. Diagnóstico biológico de la ITU. [Internet]. Guiasalud.es. 2015 [citado el 24 de Noviembre del 2015]. Disponible en: http://goo.gl/ujcEdi

34. Forbes B, Sahm D, Weissfeld A, Trevino E. Diagnostico microbiologico. Aregentina: Medica Panamericana; 2009.

35. Santanbrosio E, Ortega M, Garibaldi P. Tinción y observación de microorganismos [Internet]. frro.utn.edu.ar. 2009 [citado el 24 de Noviembre del 2015]. Disponible en: http://goo.gl/dmTnzs

36. Aepap.org. Conceptos básicos para interpretar los resultados de un estudio sobre pruebas diagnósticas [Internet]. [citado el 24 de Noviembre del 2015]. Disponible en: http://goo.gl/dOS9kT

CON GRIN SUS CONOCIMIENTOS VALEN MAS

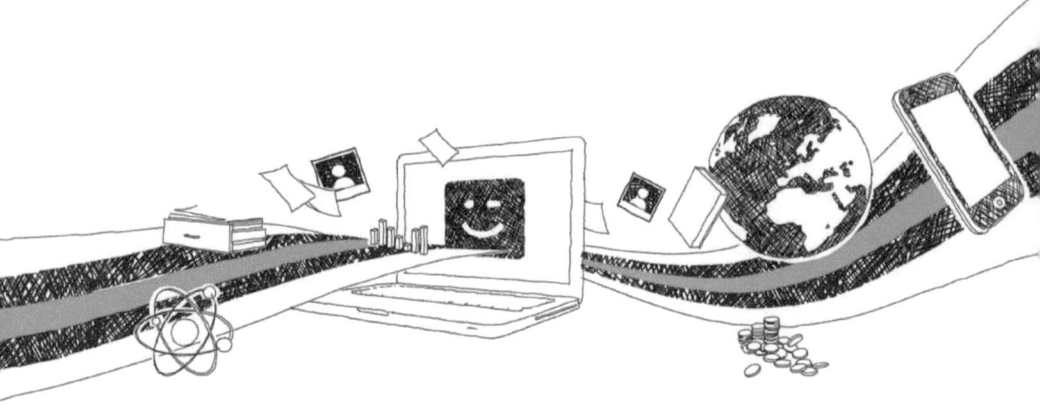

- Publicamos su trabajo académico, tesis y tesina

- Su propio eBook y libro - en todos los comercios importantes del mundo

- Cada venta le sale rentable

Ahora suba en www.GRIN.com
y publique gratis

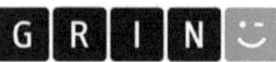